Approuvés par la Société de Médecine de Lyon, Séance du 10 juin 1837.

RAPPORT

Honorés d'un Rapport par une Commission composée des célébrités médicales.

SUR LA FABRIQUE

D'EAUX MINÉRALES

Artificielles

DE MM. PIDOT ET VUILLAUME,

Ex-pharmaciens,

FAIT

A LA SOCIÉTÉ DE MÉDECINE DE LYON,

Le 10 juin 1837,

Par une Commission composée de MM. MONTAIN, LEVRAT-PERROTON, TISSIER, DAVALLON, Alph. DUPASQUIER.

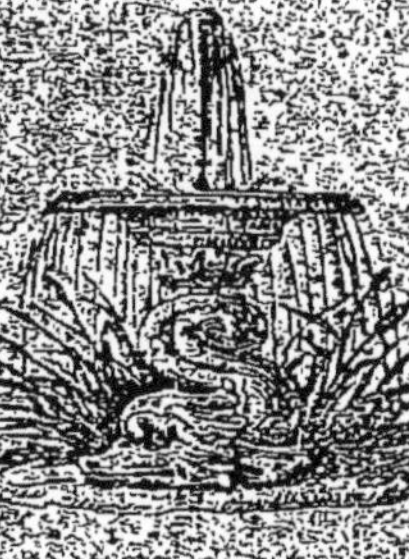

AF475702

LA CROIX-ROUSSE
IMPRIMERIE DE TH. LEPAGNEZ,
Petite rue de Cuire, 2.

1847

Te160 185

Te 160/185

EAUX MINÉRALES

ARTIFICIELLES

DE

MM. PIDOT ET VUILLAUME,

Rue du Pérat, 10, à Bellecour,

A LYON.

T 3764.
Gfzl.

RAPPORT

SUR LA FABRIQUE

D'EAUX MINÉRALES

Artificielles

DE MM. PIDOT ET VUILLAUME,

Ex-pharmaciens,

FAIT

A LA SOCIÉTÉ DE MÉDECINE DE LYON,

Par une Commission composée de MM. MONTAIN, LEVRAT-PERROTON, TISSIER, DAVALLON, Alph. DUPASQUIER.

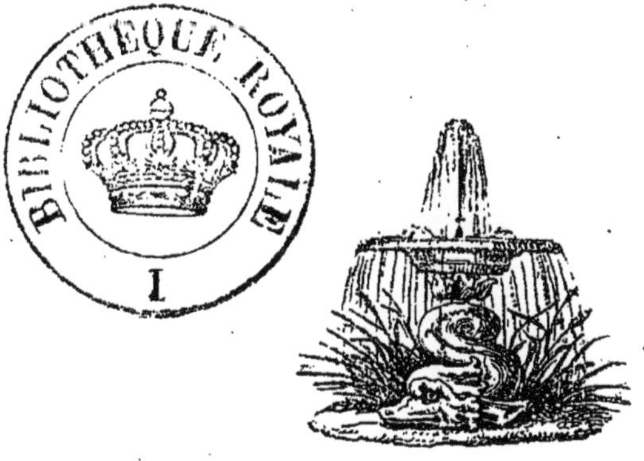

LA CROIX-ROUSSE,
IMPRIMERIE DE TH. LÉPAGNEZ,
Petite rue de Cuire, 2.

1847.

ÉTABLISSEMENT

DES

Eaux Minérales artificielles,

DE

PIDOT ET VUILLAUME,

Ex-pharmaciens,

Rue du Pérat, 10, à Bellecour.

PROSPECTUS.

La science moderne s'est donné la mission d'arracher à la nature la plupart de ses secrets, et, l'industrie, celle de vulgariser les découvertes de la science, et d'en faire l'application soit au commerce, soit aux arts. La fabrication des eaux minérales, entr'autre, leur emploi fréquent et heureux dans la médecine hygiénique ou curative, sont dus surtout à l'industrie qui a su mettre les eaux minérales à la portée de tout le monde, en en faisant un produit des arts, et elle a rendu par là un grand service à l'humanité. On a fait de nos jours l'analyse exacte de toutes les eaux connues pour avoir des propriétés médicinales; l'exactitude qu'on a su apporter dans ces travaux a permis de les imiter rigoureusement. Aussi les eaux factices peuvent-elles rivaliser avec les eaux naturelles, sinon les surpasser. Et, à ce propos, nous remarquerons un fait bien constaté aujourd'hui : c'est qu'on peut rendre plusieurs eaux artificielles de beaucoup supérieures aux eaux naturelles analogues, soit en les chargeant d'une plus forte dose de leurs principes actifs, soit en suivant pour leur composition les formules et les prescriptions de la thérapeutique. Il y a plus; les eaux minérales naturelles contiennent certains sels irritans, ou tout au moins inutiles, qui ne se retrouvent plus dans les eaux factices.

En résumant les avantages que présentent les eaux minérales artificielles, nous trouvons encore une grande et indispensable économie. En effet, peu de personnes peuvent supporter ou les fatigues, ou les frais de voyage, pour se rendre aux sources naturelles; et, d'un autre côté, des eaux que l'on transporte, indépendamment de leur prix élevé, sont fréquemment exposées à perdre en route une partie de leurs propriétés. Toutes ces considérations prouvent surabondamment en faveur des eaux minérales fabriquées.

Disons maintenant quelques mots de notre propre établissement. Trois choses sont indispensables pour pouvoir liver à la consommation des excellens produits. La bonne qualité de l'eau qui sert à la fabrication; les meilleurs procédés d'exécution, joints aux appareils perfectionnés; et enfin un local propice.

Notre établissement remplit ces trois conditions à un degré éminent. Nous possédons un filtre au charbon, qui dépouille l'eau de son impureté naturelle; nos procédés et nos appareils sont à la hauteur des derniers perfectionnemens; et enfin, nos ateliers sont vastes et bien disposés. D'ailleurs notre ancienne maison a acquis et conservera sa réputation méritée.

Nous n'avons donc pas besoin d'ajouter que nous avons étudié tout ce que les sciences chimiques et la pharmacopée moderne donnent de renseignemens précis et exacts. Nous avons dû consulter les Dumas, les Berzélius, les Gay-Lussac, les Thénard, etc., afin de donner à nos produits une valeur du moins égale à ceux des autres fabriques. Les eaux alcalines et magnésiennes, et autres, dont la fabrication demande un soin particulier, les boissons agréables telles que les limonades, groseillades et orangeades composées de sucs de différens fruits unis au gaz acide carbonique, se trouvent également dans notre établisse-

BIBLIOTHÈQUE NATIONALE R.F.

ment, et en première qualité. (Voir, au reste, à la fin de la brochure, la nomenclature complète de nos eaux artificielles). Les eaux que nous fabriquons, ainsi que nos procédés, ont été soumis aux lumières et à l'appréciation de la Société de médecine de Lyon. Une commission, composée des médecins et des pharmaciens instruits, a fait un rapport très favorable qui suit ce prospectus.

Notre fabrique, qui est établie sur de vastes proportions, et les moyens à nous seuls connus d'utiliser le résidu de nos opérations, nous permettent de livrer nos produits aux prix les plus bas.

MM. les Médecins sont prévenus que nous nous empresserons de remplir exactement toutes les formules des eaux minérales de leur composition, qu'ils désireraient employer dans leur pratique.

DÉPOT de toutes les Eaux Minérales de France et de l'Étranger.

MASTIC BRILLANT

Pour la mise en couleur des appartements, carreaux, parquets et meubles.

Ce Mastic économique a la propriété de conserver pendant plusieurs années son éclat, sans jamais les écailler ; il n'exige aucuns frottages, il suffit seulement d'un balai ou d'un chiffon pour les entretenir dans leurs fraicheurs primitives.

RAPPORT

SUR LA FABRIQUE

D'EAUX MINÉRALES

DE

MM. Pidot et Vuillaume,

FAIT

à la Société de Médecine de Lyon,

Par une Commission composée

DE MM. MONTAIN, LEVRAT-PERROTON, TISSIER, DAVALLON, ET DUPASQUIER, *rapporteur*.

MESSIEURS,

L'art de composer des eaux médicamenteuses, à l'imitation des eaux minérales naturelles, art qui était encore dans son enfance, lorsque en 1740, Duchanay publia son traité sur les eaux minérales artificielles; cet art, qui prit un peu plus d'importance lorsque MM. Paul et Triagre fondèrent leur grand et bel établissement, qui fixa si vivement l'attention des médecins, est devenu aujourd'hui une véritable et remarquable industrie. Les eaux acidules artificielles et particulièrement les eaux gazeuses, qu'on n'administrait que dans un petit nombre de maladies, comptent à présent parmi les médicamens les plus utiles dans la pratique de l'art, et forment même une boisson usuelle dont l'usage s'est répandu chez le pauvre comme chez le riche.

Mais en devenant plus importans et plus nombreux, et prenant rang parmi les plus intéressantes créations de l'industie, les établissemens pour la fabrication des eaux minérales artificielles, n'ont pas dû cesser d'attirer votre attention, de nécessiter votre surveillance.

Leur multiplicité même et le bas prix auquel ils livrent leurs produits, exigent plus que jamais, que vous signaliez aux malades, ceux de ces établissemens qui méritent plus particulièrement leur confiance.

Ce devoir, Messieurs, vous l'avez compris, aussi n'avez vous pas hésité à accueillir favorablement la demande que vous faisaient MM. Pidot et Vuillaume d'un rapport sur leur établissement. Organe de la commission que vous avez chargée de prendre connaissance de leurs appareils, de leurs procédés et de leurs produits, je viens vous rendre compte du résultat de son examen.

La fabrique de MM. Pidot et Vuillaume est établie au rez-de-chaussée de la maison Forest, rue du Pérat,

10, à Bellecour, angle de la promenade des tilleuls. Dans le même local se trouvent réunis les appareils de fabrication et les magasins d'eaux minérales.

L'appareil pour la préparation des eaux acidules est trop généralement connu pour que votre commission juge nécessaire de vous en présenter une description dans son rapport.

Celui de MM. Pidot et Vuillaume offre cependant quelques modifications, qu'il est utile de vous signaler.

Le tonneau pour le lavage du gaz n'a pas moins de six à sept pieds de hauteur, de telle sorte que l'acide carbonique, forcé de traverser une colonne plus élevée que celles des appareils ordinaires, se dépouille plus complètement de l'acide sulfurique qu'il entraîne dans son dégagement. De plus, le gazomètre est surmonté d'une échelle graduée, au moyen de laquelle l'opérateur peut s'assurer de la quantité de gaz absorbé par l'eau, sans avoir recours aux manomètres, qui quelquefois ne pouvaient résister à la force élastique du gaz acide carbonique comprimé, et le brisait avec éclat. Enfin, Messieurs, au moyen d'une disposition très ingénieuse, les deux soupapes des corps de pompe peuvent être extraites et nettoyées aussi souvent qu'on le désire sans être obligé, comme on le faisait auparavant, de démonter l'appareil. Votre commission, Messieurs, a vu fonctionner cet appareil et s'est assurée que toutes les conditions nécessaires pour la bonne fabrication des eaux acidules, s'y trouvaient réunies. Elle n'a donc pas été étonnée de trouver les eaux qui existaient en magasin très convenablement chargées d'acide carbonique; elle a de plus remarqué avec satisfaction, que les eaux gazeuses n'avaient pas cette saveur fade et désagréable que présentent celles de quelques fabriques, où l'on se sert de blanc de Troie pour l'extraction de l'acide carbonique, saveur qu'on attribue généralement à une petite quantité de matière azotée d'origine organique. Ce bon résultat tient, sans doute, à ce que MM. Pidot et Vuillaume, dans la préparation du gaz, remplacent la craie par le calcaire blanc de Seyssel.

A l'égard des eaux ferrugineuses votre commission a été très satisfaite des observations que MM. Pidot et Vuillaume se sont empressés de vous faire remar quer.

La généralité des fabricans d'eaux minérales, par la difficulté d'obtenir une eau limpide en dissolvant dans l'eau acidule gazeuse, du carbonate de fer desséché, leur fait remplacer ce sel par du tartrate de fer.

Votre commission a observé que bien que cette substitution fût généralement adoptée et ne présentât pas de graves inconvéniens dans la pratique médicale, elle était au moins inutile, puisqu'on peut obtenir des eaux ferrugineuses parfaitement limpides, en employant du carbonate de fer hydraté, récemment obtenu par double décomposition, lequel est très facilement soluble dans un excès d'acide carbonique. Pour la préparation des eaux hydro-sulfureuses, MM. Pidot et Vuillaume se servent d'un appareil particulier, dans lequel le cuivre étamé est remplacé par du bois. Votre commission a reconnu que ces eaux n'étaient pas moins bien préparées que les eaux gazeuses.

Les eaux hydro-sulfureuses pour bains ont comme dans toutes les fabriques d'eaux minérales, le sulfure de potasse pour principe essentiel. Votre commission croit devoir vous faire observer qu'il ne faut pas confondre cette préparation avec celle des bains d'Anglada, qui est essentiellement composée de sulfhydrate de soude.

En résumé, Messieurs, votre commission satisfaite de l'examen qu'elle a fait des eaux minérales fabriquées par MM. Pidot et Vuillaume, et des appareils qui servent à leur préparation, croit devoir vous engager à honorer de votre approbation leur utile et intéressant établissement.

MONTAIN, LEVRAT-PERROTON, TISSIER, DAVALLON,
ALPH. DUPASQUIER, *rapporteur.*

EAUX
MINÉRALES ARTIFICIELLES
QUI SONT LE PLUS ORDINAIREMENT EMPLOYÉES

et qui se préparent daus l'établissement

DE PIDOT ET VUILLAUME,

Rue du Pérat, 10, à Bellecour, à Lyon.

EAUX POUR BOISSON.

Sulfureuses.

Aix-la-Chapelle . . . . *Belgique.*
Aix . . . . *Savoie.*
Bade . . . . *Haut-Rhin.*
Bade . . . . *Bas-Rhin.*
Bagnères-de-Luchon . . *Haute-Garonne.*
Bagnols. . . . . . . *Lozère.*
Bagnoles . . . . . . *Orne.*
Barèges . . . . *Hautc-Pyrénées.*
Bonnes . . . . *Basse-Pyrénées.*
Bourbon-Lancy . . . . *Saône-et-Loire.*
Cambo . . . . *Basses-Pyrénées.*
Cauterets . . . . . . *Hautes-Pyrénées.*
Enghien . . . . . . *Seine-et-Oise.*
Gamarde . . . . . . *Landes.*
Hrarowgate . . . . . *Angleterre.*
La Roche-Posay . . . . *La Vienne.*
Loèche . . . . *Suisse.*

Acidules.

Audignac . . . . . . *Ariège.*
Calsbad . . . . *Bohème.*

Chateldon	*Puy-de-Dôme.*
Chatel-Guyon	*Puy-de-Dôme.*
Langeac	*Haute-Loire*
Montbrison	*Loire.*
Mont-d'Or	*Puy-de-Dôme.*
Saint-Myon.	*Puy-de-Dôme.*
Saint-Nectaire	*Puy-de-Dôme.*
Néris	*Allier.*
Pougues	*Nièvre.*
De Seltz.	*Bas-Rhin*
Ussat	*Ariége.*

Ferrugineuses.

Bath	*Angleterre.*
Bourbon-l'Archambault .	*Allier.*
Bussang	*Vosges.*
Contrexeville	*Vosges.*
Forges	*Seine-Inférieure.*
Forges	*Loire-Inférieure.*
Passy	*Seine.*
Provins	*Seine-et-Marne.*
Spa	*Pays-Bas.*
Tœplitz	*Bohême.*
Tumbridge	*Angleterre.*
Vals.	*Ardêche.*
Vichy	*Allier.*

Salines.

Bagnères de Bigorre . .	*Hautes-Pyrénées.*
Balaruc	*Hérault.*
Bourbonne-les-Bains . .	*Haute-Marne.*
Cheltenham.	*Angleterre.*
Eau de mer.	
Egra	*Bohême.*
Jouhe	*Jura.*

La Mothe . . . . *Isère.*
Luxeuil. . . . . *Haute-Saône.*
Plombières. . . . . . *Vosges.*
Pouillon . . . . . . *Landes.*
Pyrmont . . . . . . *Westphalie.*
Sainte-Marie . . . . . *Hautes-Pyrénées.*
Schinznach. . . . . . *Suisse.*
Sedchutz . . . . . . *Bohême.*
Sedlitz . . . . *Bohême.*

Eaux des environs de Naples.

Pisciarelli.
Gurgitelli.
Sulfureuse de Naples.

Eaux qui ne sont pas dans la nature.

Acidule gazeuse.
Alcaline gazeuse.
Hydrogénée.
Hydrosulfurée.
Magnésienne gazeuse.
Magnésienne saturée.
Oxigénée.
Soda-water.
Limonade Gazeuse.
Groseillade Gazeuse.
Orangeade Gazeuse.

PRÉPARATIONS

Pour bains d'eaux minérales, qui peuvent être employées à domicile ou dans les bains publics.

Bains d'Anglada.*
— d'Aix-la-Chapelle.
— de Barèges.
— de Balaruc.
— de Bonnes.
— de Bourbonne.
— de Cauterêts.
Bains du Mont-d'Or.
— de Saint-Nectaire.
— de Saint-Sauveur.
— sulfureux simples.
— gélatineux.
— alcalins.

* Les mêmes bains, modifiés par le docteur Montain, avec les boules barégiennes qui n'altèrent pas les couleurs ni les métaux.

NOTA Il faut toujours conserver les bouteilles bouchées et à l'abri des chaleurs.

BIBLIOTHÈQUE ROYALE